BEI GRIN MACHT SICH IHR WISSEN BEZAHLT

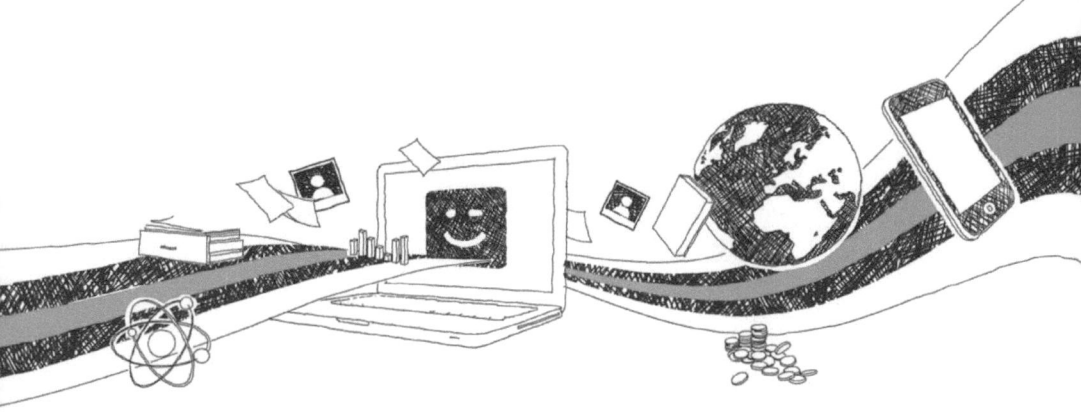
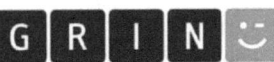

Bibliografische Information der Deutschen Nationalbibliothek:

Die Deutsche Bibliothek verzeichnet diese Publikation in der Deutschen National-
bibliografie; detaillierte bibliografische Daten sind im Internet über http://dnb.d-
nb.de/ abrufbar.

Impressum:

Copyright © 2008 GRIN Verlag
Druck und Bindung: Books on Demand GmbH, Norderstedt Germany
ISBN: 9783346008817

Dieses Buch bei GRIN:

https://www.grin.com/document/497100

Manuel Anhold

Aus der Reihe: e-fellows.net schüler-wissen

e-fellows.net (Hrsg.)

Band 2738

Auswirkungen des demographischen Wandels auf das Gesundheitssystem

GRIN Verlag

GRIN - Your knowledge has value

Der GRIN Verlag publiziert seit 1998 wissenschaftliche Arbeiten von Studenten, Hochschullehrern und anderen Akademikern als eBook und gedrucktes Buch. Die Verlagswebsite www.grin.com ist die ideale Plattform zur Veröffentlichung von Hausarbeiten, Abschlussarbeiten, wissenschaftlichen Aufsätzen, Dissertationen und Fachbüchern.

Besuchen Sie uns im Internet:

http://www.grin.com/

http://www.facebook.com/grincom

http://www.twitter.com/grin_com

Fernstudium Angewandte Gesundheitswissenschaften
Universität Bielefeld

Hausarbeit

Auswirkungen des demographischen Wandels auf das Gesundheitssystem

Abgegeben am: 14.11.2008

Universität Bielefeld –

Fakultät für Gesundheitswissenschaften

Vorgelegt von: Manuel Anhold

Inhaltsverzeichnis

1 Einleitung

Die demographischen Effekte der vergangenen Jahrzehnte sowie die zu erwartenden Trends lassen deutliche Veränderungen des Krankheitsspektrums künftig erwarten und stellen eine der größten Herausforderungen an das Gesundheitssystem dar.

In der vorliegenden Arbeit sollen die Aspekte der Bevölkerungsentwicklung sowie Veränderungen des Morbiditätsspektrum schwerpunktmäßig für die Situation der Bundesrepublik Deutschland zusammenfassend dargestellt und anhand von Daten belegt werden.

Auf dieser Grundlage sollen sich abzeichnende Konsequenzen und Bedarfe für das Gesundheitssystem abgeleitet werden und der Frage nachgegangen werden, inwieweit das deutsche Gesundheitswesen auf diese eingestellt ist.

Abschließend soll auf die Frage eingegangen werden, welche Anforderungen und welcher Handlungsbedarf sich aus dem veränderten Versorgungsbedarf auch hinsichtlich seiner ökonomischen Konsequenzen ergeben. Dies soll für den Bereich der Dienstleistung Pflege exemplarisch konkretisiert werden.

Abschließend werden Implikationen für die Gestaltung und Modernisierung des Gesundheitswesens zusammengefasst.

Methodisch liegt dieser Arbeit eine aktuelle Literaturrecherche zugrunde, aufgrund derer diese summarische Darstellung vorgenommen wird.

2 Demographische Bevölkerungsentwicklung in Deutschland

Eingangs sollen wesentliche Aspekte und Trends der Bevölkerungsentwicklung zum besseren Verständnis von Veränderungsprozessen des Krankheitsspektrums herausgestellt werden. Die allgemeine Bevölkerungsentwicklung in Deutschland in den kommenden Jahrzehnten ist bereits weitgehend vorgezeichnet und umfasst im Rahmen des demographischen Wandels (FÖRDERLAND 2006) die Dimensionen Alterung, Bevölkerungsrückgang, zunehmend multi-ethnische Gesellschaft und Veränderungen der Familienstrukturen (ULRICH 2005). Die demographische Entwicklung lässt sich dabei unter anderem durch die gesellschaftlichen Aspekte Fertilität und Zeitpunkt der Geburten, Lebenserwartung, Migration und Wanderungssaldo, Familienbildung und Haushaltszusammensetzung kennzeichnen und beschreiben (BUCK ET AL. 2002). Die sich abzeichnenden Veränderungen zeigen sich vor allem in den Industriestaaten (KESSLER 2006).

Die anstehenden Herausforderung des demographischen Wandels könnte in Deutschland bezogen auf die meisten OECD-Länder eine besondere Ausprägung gewinnen, da die bestehende Altersrelation vergleichsweise ungünstig ist (BÖCKEN ET AL. 2000). Die 11. koordinierte Bevölkerungsvorausberechnung des Statistischen Bundesamtes stellt Szenarien zur Prognose der Bevölkerungsentwicklung in Deutschland bis in das Jahr 2050 auf. Andere Prognosen zur zukünftigen demographischen Entwicklung in Deutschland weisen ähnliche Zahlen und eine diesbezüglich geringe Varianz auf (STATISTISCHES BUNDESAMT 2006; GROHMANN 2003, S. 449FF; DEUTSCHER BUNDESTAG 2002, S. 60FF; UNITED NATIONS 2002; SCHULZ 1999).

2.1 Demographische Alterung

Die Vereinten Nationen prognostizierten 2002 eine globale Zunahme der Weltbevölkerungsanteile über 65 Jahren von 600 Millionen auf etwa zwei Milliarden im Jahr 2050 (UNITED NATIONS 2002). Bei Betrachtung der demographischen Entwicklung auf europäischer Ebene lassen sich vergleichbare Trends erkennen (MÜLLER 2002): Lebensverlängerung zusammen mit dem Absinken der Geburtenzahlen unter das Bestandsniveau wird im 21. Jahrhundert in allen Mitgliedstaaten die demographische Alterung „dramatische Formen" annehmen Entsprechend der KOMMISSION DER EUROPÄISCHEN GEMEINSCHAFTEN (1999) wird in Europa in den nächsten 20 Jahren die Zahl der über 65-Jährigen um 17 Millionen zunehmen, die Anzahl der Hochbetagten um 5.5 Millionen.

Für Deutschland wird es zu einer absoluten und relativen Zunahme der Bevölkerungszahlen in den höheren Altersklassen kommen (GESUNDHEITS-BERICHTERSTATTUNG DES BUNDES 2006). Die Zahl der über 60-Jährigen wird bis zum Jahr 2030 voraussichtlich auf knapp 28,1 Mio. ansteigen, ebenso der Altersquotient von heute 38,6 auf 76.4-99.1 im Jahre 2050 (ENQUETE-KOMMISSION 2002). Die Altersgruppe der 65-Jährigen und Älteren wird um rund 50% von knapp 16 Millionen im Jahr 2005 auf über 23 Millionen Personen (bis 30%) im Jahr 2050 ansteigen. Auch die absolute und relative Zahl der Hochbetagten unterliegt signifikanten Veränderungen: Die Zahl der Hochbetagten, also 80-Jährigen und Älteren, steigt von

3,7 Mio. auf 6 Mio. (2020) bis auf 10 Mio. im Jahr 2050 (STATISTISCHES BUNDESAMT 2006), entsprechend Anteilen von 0,5% im Jahre 1910 auf heute 4% und auf ca. 12% im Jahre 2050 (BUNDESMINISTERIUM DES INNEREN 2004).

Ursächlich liegt der absoluten und relativen Alterung der Bevölkerung das Phänomen „double-aging" (BUNDESZENTRALE FÜR POLITISCHE BILDUNG 2008) zugrunde, dessen beide wesentlichen Prozesse die Steigerung der Lebenserwartung und die seit den 1970er Jahren konstant niedrigen Geburtenraten darstellen.

2.1.1 Entwicklung der Lebenserwartung

Grundlage steigender Lebenserwartung sind Fortschritte im Gesundheitswesen, die Entwicklung im medizinisch-technischen Bereich, Hygiene, Ernährung, Veränderungen bei den Wohn- und Arbeitsbedingungen sowie der gestiegene materielle Wohlstand (STATISTISCHES BUNDESAMT 2003). Ende des 19. Jahrhunderts lag die durchschnittliche Lebenserwartung für Frauen (Männern) bei 40 (35) Jahren (Bundeszentrale für Politische Bildung 2004), während sie 2002/2004 schon bei 81.6 (76) Jahre lag (GESUNDHEITSBERICHTERSTATTUNG DES BUNDES 2006). Der Trend steigender Lebenserwartung wird sich erwartungsgemäß fortsetzen (KLEVER-DEICHERT 2006). Auf Grundlage von Vorausberechnungen wird 2050 die Lebenserwartung ab Geburt zwischen 83.5-85.4 Jahren (Männer) und 88.0-89.8 Jahren (Frauen) liegen und damit nochmals signifikant angestiegen sein (STATISTISCHES BUNDESAMT 2006).

2.1.2 Niedrige Geburtenziffern

Anhaltend niedrige Geburtenziffern stellen den zweiten Aspekt der doppelten Alterung dar. Seit den 1970er Jahren sind stetig sinkende Geburtenquoten zu beziffern, die laut Statistischem Bundesamt zwischen 1.4 und 1.6 Kindern lagen. Es wird erwartet, dass ab 2011 weiter niedrige Geburtenquoten deutlich unter 2.1 pro Frau bis zum Jahr 2050 bestehen bleiben werden. In der Folge nimmt jede Generation um etwa ein Drittel abnimmt, da sowohl die Anzahl potenzieller Eltern als auch die Geburten je Frau rückläufig sind (STATISTISCHES BUNDESAMT 2006).

2.2 Bevölkerungsrückgang

Unter Berücksichtigung von Wanderungssalden wird bis in das Jahr 2050 ein stetiger Bevölkerungsrückgang auf 69-74 Mio. Menschen angenommen (Statistisches Bundesamt 2006). Dieser ist für die unter 20-Jährigen und in der Gruppe der 20-40-Jährigen bereits heute nachweisbar (STATISTISCHE ÄMTER DES BUNDES UND DER LÄNDER 2007). Im Jahr 2030 werden voraussichtlich fast ein Viertel weniger Kinder und Jugendliche in Deutschland leben als heute (12.7 Mio. unter 20-Jährige statt 16.5 Mio. heute). Die Personen im erwerbsfähigen Alter (20-65-Jährige) werden ebenfalls um ca. 15% (7.7 Mio.) zurückgehen. Mit entsprechenden Konsequenzen zeigt sich auch das Verhältnis Erwerbstätige zu Nicht-Erwerbstätigen bereits aktuell regredient (ENQUETE-KOMMISSION 2002).

2.3 Einfluss der Migration

Bei der Betrachtung der Bevölkerungsentwicklung kommen auch Effekte der Migration zum Tragen (GERLINGER 2006; SCHULENBERG & GREINER 2000; DINKEL 1989; STATISTISCHES BUNDESAMT 2003). Seit den 60er-Jahren sind mehrere Millionen Menschen nach Deutschland immigriert. Die Zuwanderung erfolgte schwerpunktmäßig zuerst aus dem Mittelmeerraum, seit 1990 auch aus der der ehemaligen Sowjetunion (MÜNZ ET AL. 1999).

Die Migration stellt grundsätzlich einen langfristig positiven Verjüngungseffekt für die demografische Entwicklung Deutschlands dar, welche dieser theoretisch entgegenwirken könnte. Von ihren praktischen Auswirkungen auf die Altersstruktur wird sie bei einem Wanderungssaldo von 100.000-200.000 jährlichen Immigranten voraussichtlich von untergeordneter Bedeutung bleiben (STATISTISCHES BUNDESAMT 2006), impliziert jedoch Handlungsbedarfe im Gesundheitswesen, auf die später noch eingegangen werden soll.

3 Epidemiologie und Alteration des Morbiditätsspektrums

Vor dem Hintergrund der demographischen Entwicklung erscheinen Änderungen im Gesundheits- und Krankheitsspektrums naheliegend nähere Betrachtung finden. Es folgt zunächst eine Darstellung der Entwicklung bis in die heutige Zeit, der sich eine Extrapolation der Morbiditätsentwicklung der kommenden Jahrzehnte anschließt.

3.1 Aktuelle Morbiditätsentwicklung

Entsprechend Daten der Weltgesundheitsorganisation (HALE-Konzept 2000-2002) lag die mittlere gesunde Lebenserwartung in Deutschland für Frauen bei 74.0 Jahren (7.6 Jahre in beeinträchtigter Gesundheit) und bei Männern bei 69.6 Jahre (5.9 Jahre mit Beschwerden). Mit Hinblick auf das subjektive Empfinden lässt sich für die Mehrzahl der Deutschen eine grundsätzliche Zufriedenheit mit ihrem Gesundheitszustand konstatieren. Interessanterweise kommt BRUKER (1994) zu der sicherlich provokanten Ansicht, dass „...der Gesundheitszustand der Menschen in den zivilisierten Völkern noch nie so schlecht war wie heute". Eine nähere Betrachtung erscheint entsprechend angezeigt.

3.1.1 Einflussfaktoren auf die Morbiditätsstrukturen

Für die jüngere deutsche Entwicklung zeigt sich eine zusehende Nivellierung von Unterscheiden zwischen neuen und alten Bundesländern. Differenzen sind jedoch für distinkte Bevölkerungsgruppen zu verzeichnen (GESUNDHEITSBERICHTERSTATTUNG DES BUNDES 2006). Gruppen mit niedrigem Sozialprestige, geringem Bildungsniveau sowie relativ schlechten Ressourcen werden durch bestehende Versorgungssysteme nicht voll erreicht und zeigen zusätzlich ein schlechteres Gesundheitsverhalten. Hier zeigen sich höhere Morbiditätsziffern und vorzeitige Sterberaten (MARMOT &

WILKINSON 1999, MIELCK 2000, NAIDOO & WILLS 2003, ROSENBROCK & GERLINGER 2004). Auch zwischen den Geschlechtern lassen sich Differenzen ausmachen: Männer versterben häufiger als Frauen an Krankheiten, die durch ungünstige Arbeitsbedingungen oder risikoreicheren Lebensstil mit verursacht werden, während bei Frauen chronische Erkrankungen zu überwiegen scheinen. Die Entwicklung einzelner Krankheitsbilder ist dabei in unterschiedlicher Ausprägung neben dem Geschlecht auch vom Alter beeinflusst.

Entsprechend dem SACHVERSTÄNDIGENRAT ZUR BEGUTACHTUNG DER ENTWICKLUNG IM GESUNDHEITSWESEN (2005) zeichnet sich im Rahmen der demographischen Entwicklung insbesondere eine Zunahme chronischer und Demenzerkrankungen ab, die mit der Alterung der Gesellschaft in Zusammenhang zu bringen sind.

3.1.2 Zunahme chronisch-degenerativer Erkrankungen

Historisch ist in den vergangenen hundert Jahren infolge medizinischer und gesellschaftlicher Entwicklungen ein grundsätzlicher Wandel des Krankheitsspektrums von akuten, gut heilbaren (Infektions-) Erkrankungen zu vorherrschend chronisch-degenerativen, oft nicht heilbaren Krankheiten belegt (SCHWARTZ & BUSSE 1995; DEUTSCHER BUNDESTAG 2002). Heute leidet etwa die Hälfte der Bevölkerung an einer chronischen Erkrankung und fast ein Viertel aller gesetzlich Versicherten leiden an einer oder mehreren Erkrankungen wie Diabetes mellitus, Brustkrebs, Asthma, Herzinsuffizienz, Bluthochdruck, koronare Herzerkrankung (ENQUETE-KOMMISSION 2002). Dieser Effekt ist in älteren und jüngeren Bevölkerungsschichten nachweisbar.

Prinzipiell bestimmt das Niveau der demographischen Transition den Verlauf der epidemiologischen Transition, so dass die Zunahme chronischer Erkrankungen in erster Linie vor dem Hintergrund der demographischen Entwicklung betrachtet werden muss. In diesem Kontext verwundert es nicht, dass mit steigendem Alter der Anteil derjenigen Menschen mit positiver Gesundheitseinschätzung insgesamt sinkt (GESUNDHEITSBERICHTERSTATTUNG DES BUNDES 2006). GÜTHER konnte 1998 eine Alterskorrelation an zwölf ausgewählten chronischen Krankheitsbildern aufzeigen. Einige Aspekte werden im Folgenden skizziert.

Kardiovaskuläre Erkrankungen zählen hierbei weiter zu den häufigsten Todesursachen, gleichzeitig ist ihr Anteil an der Gesamtsterblichkeit erfreulicherweise rückläufig. Außerdem werden heute weniger Erwerbstätige als vor zehn Jahren wegen Herz-Kreislauferkrankungen arbeitsunfähig oder vorzeitig berentet. Erkrankungen von Muskel- und Skelettsystems (Rückenschmerz und Arthrose) haben große volkswirtschaftliche wie individuelle Bedeutung. Auch wird mit steigenden Inzidenzen an Krebserkrankungen infolge steigender Lebenserwartung bei gleichzeitig rückläufiger Sterblichkeit gerechnet.

Trotz rückläufiger Trends bei den Infektionserkrankungen gewinnen bestimmte Krankheitsbilder (HIV, Tuberkulose) durchaus wieder Zuwachs und stehen in Zusammenhang mit Tourismusverhalten, politischen Wandlungen in Osteuropa, Zunahme riskanter Verhaltensweisen und dem Auftauchen resistenter Erreger (GESUNDHEITSBERICHTERSTATTUNG DES BUNDES 2006).

3.1.3 Psychische Erkrankungen und Demenz

Psychische Erkrankungen sind nach dem BUNDESGESUNDHEITSSURVEY 1998 weit in der Allgemeinbevölkerung mit Bevorzugung von Frauen verbreitet. Sie spielen bei Arbeitsunfähigkeitsfällen wie bei Frühberentung eine zunehmende Bedeutung (GESUNDHEITSBERICHTERSTATTUNG DES BUNDES 2006). Auch im Bereich der Gerontopsychiatrie zeigen sich bei insgesamt steigenden Zahlen psychischer Erkrankungen vor allem auch eine Zunahme bei den dementiellen Syndromen (DEUTSCHER BUNDESTAG 2002). In der Altersklasse der über 90-Jährigen etwa sind 40% betroffen (ROBERT KOCH INSTITUT 2005). Ausgehend vom Jahr 1992, kann bei der Prävalenz der Demenz-Erkrankungen ein dramatischer Anstieg um 240-325% bis zum Jahr 2050 geschätzt werden (ENQUETE-KOMMISSION 2002).

3.1.4 „Zivilisationserkrankungen"

Neben der Zunahme chronisch-degenerativer Krankheiten ist eine Vermehrung von Störungen aus dem öko-, sozio- und psychosomatischen Umfeld ersichtlich. Folgen von Fehlernährung, Bewegungsmangel und Umweltbelastung stellen eine steigende Anzahl von Erkrankungen dar (GOCHMANN 1988; HAISCH & ZEITLER 1991; MILTNER ET AL. 1986). Entsprechend kann seit den 80er-Jahren ein Vorherrschen von Erkrankungen außerhalb der somatisch orientierten Medizin unter Erweiterung des Morbiditätsspektrums der klinisch-medizinischen Sicht um psychologisch, soziologische, ernährungswissenschaftliche, sportwissenschaftliche, pädagogische und pflegewissenschaftliche Fachgebiete gefunden werden (GUTZWILLER & JEANNERET 1997). Sie entstehen durch ein Zusammenwirken mehrerer Faktoren auf unterschiedlichen Regulationsebenen, wie zum Beispiel genetische oder psychologische Faktoren oder Umwelteinflüsse, was daher eine vollständige Heilung erschwert (GERBER & STÜNZNER 1999).
Wie bereits oben angeführt existieren Anzeichen dafür, dass auch die jungen Generationen zunehmend kränker sind als frühere. Beispielsweise leiden immer mehr Jugendliche an Adipositas, Eßstörungen, kardiologischen und Stoffwechselerkrankungen, wie etwa Diabetes mellitus. Z.T. wird hier ein möglicher Trend zur Abschwächung oder Umkehrung der steigenden Lebenserwartung gesehen (SCHWING 2005).

3.1.5 Multimorbidität und Pflegebedürftigkeit

Der Zusammenhang zwischen demographischer Entwicklung und den Veränderungen des Morbiditätsspektrums ist bereits deutlich geworden. Aus dem Zusammenkommen von chronischen Krankheitsverläufen und steigenden Lebens-erwartungen ist mit prolongierten Verläufen von Krankheitsbildern auch unter besonderen Konstellationen, insbesondere der Multimorbidität, in gesteigerter Zahl zu rechnen (BUNDESREGIERUNG 1993). Die Auswirkungen von Morbidität und den mit ihr verbundenen Funktionseinschränkungen stellen eine deutliche Belastung gerade für die älteren Menschen dar (ROBERT KOCH INSTITUT 2005). Hier liegen insbesondere auch die Ursachenfelder der mit steigendem Alter zunehmenden Pflegebedürftigkeit. Berücksichtigt man die zu erwartenden Mortalitätsraten ist mit einem Zuwachs an

Pflegeleistungsempfängern von 1.86 Mio. (2000) auf 2.98-3.26 Millionen Menschen im Jahr 2050 zu rechnen (ENQUETE-KOMMISSION 2002). Durch familiären Strukturwandel, vermehrte Scheidungs- und Wiederverheiratungsraten sowie der Zunahme an Single- und Doppelverdiener-Haushalten muss zusätzlich mit einem Abbau tradierter supportiver Strukturen gerechnet werden (GARMS-HOMOLOVA & SCHAEFFER 2003), so dass der Bedarf an der professionellen Dienstleistung Pflege stellt eine besondere Herausforderung im Gesundheitswesen darstellen wird (SACHVERSTÄNDIGENRAT ZUR BEGUTACHTUNG DER ENTWICKLUNG IM GESUNDHEITSWESEN, 2005).

3.2 Perspektiven der Morbiditätsentwicklung

Mit Bezug auf den demographischen Wandel mit Zunahme der Lebenserwartung sowie absolutem und relativem Anstieg alter Menschen stellt sich die Frage nach der Prognose des Morbiditätsniveaus (PIMPERTZ 2005). Letztere befindet sich im wissenschaftlichen Diskurs mit den beiden konträren Positionen der Kompressions- und der Medikalisierungsthese (BRAND 2005).

Die sogenannte Kompressionsthese („compression of morbidity") argumentiert mit der Verschiebung gesteigerter Nachfrage nach medizinischen Leistungen, welche insbesondere für die letzten Lebensmonate kennzeichnend ist, in ein höheres Lebensalter (FRIES 2000; ZWEIFEL ET AL. 1999). Die verlängerte Lebenszeit werde mehrheitlich gesund erlebt. Im Wesentlichen gleiche Gesundheitsausgaben entstünden zeitlich lediglich verzögert, so dass zukünftig nicht mit durchschnittlich steigenden Leistungsausgaben gerechnet werden müsse (FETZER & RAFFELHÜSCHEN 2005). Prognosen, die Alterung mit gesteigerter Morbidität gleichsetzten, seien somit unrichtig (HÄUSSLER & ALBRECHT 2005).

Im Gegensatz dazu argumentiert die Medikalisierungsthese über einen zu erwartenden Anstieg der altersspezifischen Morbidität mit erhöhter Nachfrage von Gesundheitsleistungen (HOF 2001; VERBRUGGE 1984). Erklärt wird dies über die sich wechselseitig bedingenden Effekte zunehmender Alterung und medizinisch-technischem Fortschritt.

Auf der Makroebene lassen sich beide Effekte nachweisen, empirisch ist jedoch für keine der beiden Thesen „ausreichend Evidenz festzustellen" (BREYER ET AL. 2005; HOF 2001; FETZER & RAFFELHÜSCHEN 2005; PFEIFER & RAFFAUF 2005). HOF UND NOCERA argumentieren gleichlautend, dass die Relevanz der Kompressionsthese für den stationären Bereich geringer ausfällt als für den ambulanten Bereich (HOF 2001; NOCERA 1996). FETZER UND RAFFELHÜSCHEN (2005) fokussieren auf das Alter. Die durchschnittlichen Leistungsausgaben ab einem Alter von 90 Jahren wachsen mutmaßlich nicht mehr weiter an. Damit wählen die Autoren sozusagen einen Mittelweg zwischen beiden Thesen bzw. formulieren eine abgeschwächte Variante. Unabhängig von der Verifikation der Kompressions- oder die Medikalisierungsthese kann also angenommen werden, dass der Altersstruktureffekt den Morbiditätseffekt mehr als kompensieren dürfte (SCHULZ ET AL. 2000). Im Sinne einer differenzierenden Betrachtung prognostiziert das bi-modale Konzept nach Kane einen langfristig verbesserten Gesundheitszustand der nachfolgenden Generation, während gleichzeitiger Zunahme des Anteils behinderter, gesundheitlich beeinträchtigter und pflegebedürftiger Menschen zunehmen wird (KANE 1988). Neben der demographischen Entwicklung müssen schließlich auch Aspekte der Vereinzelung, steigendem Anspruchsniveau und medizinisch-technischem Fortschritt, verbesserte Zugangsmöglichkeiten und gestiegener Informationsstand sowie Anforderungen an Arbeitsbedingungen und vitale wirtschaftliche Interessen aktuell und antizipierend Berücksichtigung finden (MERCK GMBH 2007). Unter diesen Gesichtspunkten erscheint der Trend einer zukünftig höheren Inanspruchnahme von gesundheitsbezogenen Leistungen insgesamt eher plausibel.

4. Anforderungen und Handlungsbedarfe im Gesundheitssystem

Das Gesundheitssystem der Bundesrepublik Deutschland ist auf eine hochwertige und für die gesamte Bevölkerung zugängliche medizinische Versorgung mit einem quantitativ dichten Versorgungsnetzwerk ausgerichtet (ENQUETE-KOMMISSION 2002). Dem Gesundheitsreport 2006 zufolge liegt die größte Herausforderung für das Gesundheitssystem in der Alterung der Gesellschaft (GESUNDHEITSBERICHT-ERSTATTUNG DES BUNDES 2006). Der fortgeführte Prozess der demographischen Transition (GUTZWILLER & PACCAUD 2007) hat nachhaltige Konsequenzen für die Funktionstüchtigkeit der sozialen Lebensweise und Sicherungssysteme, insbesondere dem Gesundheitssystem (BUNDESMINISTERIUM DES INNEREN 2004). Es ergeben sich relevante Herausforderungen für die Gesundheitsausgaben insbesondere mit Bezug auf die prognostizierten Veränderungen der Altersstruktur. Ebenso ändert sich durch die wirtschaftliche und kulturelle Ausgangslage das Krankheitsspektrum in allen Bevölkerungsschichten (HENKE 2005).
Der Gerontologe KRUSE (2003) plädiert dafür, die sich wandelnde Bevölkerungsstruktur als Chance zu begreifen. Vor dem Hintergrund zu erwartender höherer Belastungen der sozialen Sicherungssysteme müsse man jedoch zu Reformen finden. Geht man davon aus, dass Gesundheitspolitik „bevölkerungsbezogenes Management von Gesundheitsrisiken vor und nach ihrem Eintritt ist" (ROSENBROCK 1998), wird deutlich, dass man es hier mit einer Querschnittsaufgabe aller Politikbereiche zu tun hat, um die sich infolge der Defizite des Systems bedingten Handlungsanforderungen zu bewältigen (SACHVER-STÄNDIGENRAT FÜR DIE KONZERTIERTE AKTION IM GESUNDHEITSWESEN 2000/2001).
Eine Umstrukturierung des Gesundheits- und Versorgungssystems ist bisher noch nicht erfolgreich gelungen. Hurrelmann sieht hier die zukünftige zentrale Aufgabe der Gesundheitspolitik und des Gesundheitsmanagements (HURRELMANN 1999).
In diesem Abschnitt soll der Frage nachgegangen werden, welche Handlungsbedarfe für das deutsche Gesundheitssystem bereits heute prognostiziert werden können und wie das deutsche Gesundheitswesen hierauf eingestellt ist. Die Aspekte werden im Rahmen dieser Arbeit fokussiert zur Darstellung kommen.

4.1 Konsequenzen für Finanzierung der Sozialsysteme

Die deutschen Sozialversicherungssysteme und somit auch die GKV werden traditionell nach dem Umlageverfahren finanziert, so dass die laufenden Ausgaben durch die laufenden Einnahmen gedeckt werden (BOETIUS & WIESEMANN 1998). Hierin begründet sich der „Generationen-Vertrag".

Die Gesundheitsausgaben des Jahres 2005 betrugen etwa 239 Mrd. Euro entsprechend 10.7% des Bruttoinlandproduktes (WASEM & BUCHNER 2008). Entsprechend den Wirkzusammenhängen des Altersstruktureffektes wird die demographische Entwicklung eine voraussichtliche Mehrnachfrage nach gesundheitsbezogenen Leistungen bei gleichzeitig überdauernden, oft degenerativ und nicht heilbaren Erkrankungen nach sich ziehen (WALLER 2000). Die über 60-Jährigen verursachen dagegen 50,2% der Gesundheitsausgaben, obwohl jene Versichertengruppe lediglich 21,1% aller Versicherten repräsentiert (PIMPERTZ 2005).

Empirische Analysen belegen gleichzeitig eine relative Wachstumsschwäche der Finanzierungsbasis für die Gesetzliche Krankenversicherung gegenüber der Entwicklung des Bruttoinlandproduktes (WILLE 2001). Einerseits hat die Zunahme älterer Menschen im Rentenalter eine geringere Einnahmeseite in der gesetzlichen Krankenversicherung zur Folge, gleichzeitig nimmt auch der Anteil junger Beitragszahler an der Gesamtbevölkerung ab. Im Bereich der Gesetzlichen Krankenversicherung etwa werden mit Bezug auf die sinkende Finanzierungsbasis steigende Prämien auf bis zu 25% im Jahr 2030 angenommen.

Die Finanzierung des Systems in der Zukunft ist somit nicht gesichert (ENQUETE-KOMMISSION 2002). Diese Entwicklung verlangt ein auf Reformen angelegtes politisches Umdenken. Nachhaltige Reformen der Wirtschafts- und Sozialsysteme sollten Adaptationen an die demographische Entwicklung darstellen, da diese gravierende Auswirkungen auch auf die umlagefinanzierte Rentenversicherung, den Arbeitsmarkt, das allgemeine Wirtschaftswachstum und das soziale Gefüge der Gesellschaft hat (VON WEIZÄCKER 1996). Aus diesem Themenkreis heraus hat sich bereits früh die Einführung der Begrenzung von Ausgaben durch Budgetierungs-mechanismen ergeben. Langfristig wird jedoch die notwendige Erschließung weiterer Einnahmequellen sowie die Begrenzung des Leistungskatalogs die Diskussion mitbestimmen.

4.2 Konsequenzen für Effizienz und Qualität

Die Frage der zukünftigen Finanzierbarkeit und Wirtschaftlichkeit der Gesundheits-versorgung führt über Überlegungen von Ausgabenbegrenzung und Selbst-beteiligungen hinaus zu Ansätzen der Effizienz- und Qualitätssteigerung und Wettbewerb im Rahmen der Leistungserbringer des Gesundheitssystems. Hierin besteht ein Gegenpol zur Vermeidung von Qualitätseinbußen sowie Zugewinn an Transparenz des Leistungsgeschehens (MERCK GMBH 2007).

Durch die zu erwartende Zunahme chronischer Erkrankungen, Wachstum von Multimorbidität und Pflegebedürftigkeit entsteht die spezifische Herausforderung, den Erhalt und die Förderung von Lebensqualität älterer Menschen langfristig zu sichern (GERBER & VON STÜNZNER 1999). Hier müsste eine stärkere Ausrichtung auf eine evidenzbasierte und auf Multimorbidität ausgerichtete Versorgung geschehen, wobei soziale, psychische, lebensweltliche und biographische Bezüge der Patienten im Versorgungsprozess Beachtung finden sollten. Zielsetzung sollte die Sicherstellung einer bedarfsorientierten Planung, Anpassung und gegebenenfalls auch Umstrukturierung von Versorgungskapazitäten sein. Es zeichnet sich ab, dass eine engere Koordination der Versorgungsbereiche, die Steuerung des Leistungs-geschehens im Rahmen von Konzepten des Managed Care und Disease-Management-Programme sowie die Sicherung von Qualitätsstandards weitere Schwerpunkte zukünftiger Gesundheitspolitik darstellen werden. Insbesondere im Verbund mit innovativen technischen Möglichkeiten wie etwa EDV-Entwicklungen bietet sich ein aktuelles Betätigungsfeld auch zur Entwicklung und Umsetzung von Behandlungsleitlinien (EBM).

Die strickte Trennung in den Bereichen ambulante und stationäre Versorgung führt auch zu Problemen die gelöst werden müssen. Über-, Unter und einfache Fehlversorgung führen zu Defiziten in der Versorgungsqualität mit höheren Ressourceneinsatz. Eine Förderung, z.T. bereits realisierter, innovativer struktureller Organisationsformen für die ambulante und stationäre Versorgung durch Vernetzung und Verzahnung durch sektorenübergreifende Strukturen (Praxisnetze, Praxisgemeinschaften, Kooperationsstrukturen zwischen Medizin und Pflege sowie sozialen und hauswirtschaftlichen Diensten, die integrierte Versorgung, Hausarztmodelle, Medical Centers etc.) stellen einen Aspekt der Optimierung von bestehenden Versorgungsstrukturen dar. Hier könnte eine Stärkung der hausärztlichen Rolle als Gate-Keeper steuernde Funktion übernehmen.

Mit Hinblick auf das Schließen von Lücken im Versorgungsangebot soll noch eine knappe Betrachtung der Migrantenversorgung erfolgen: Die Beachtung der Interkulturalität ist eine zukünftige Herausforderung des Gesundheitsmanagements (ENQUETE-KOMMISSION 2002): Entsprechend sollte ein wachsendes Interesse für die medizinische Versorgung von Migranten gewinnen. Die kulturell und traditionell begründete andersartige Denkweise von Migranten bedingt ein Gesundheitsverhalten von Migranten, deren subjektives Krankheitsempfinden different zur „autochthonen deutschen" Bevölkerung deutlich werden lässt (RAZUM ET AL. 2004) und möglicherweise eigenständiger Kompetenzen bedarf.

4.3 Konsequenzen für Kompetenzentwicklung

Innovative und komplexe Zusammenhänge bedürfen spezifisch ausgebildeter Führungskräfte, die das Gesundheitssystemdenken beherrschen und durch eine interdisziplinäre Ausbildung den Herausforderungen des zukünftigen Gesundheitsmarktes gewachsen sind (OBERENDER & FLECKENSTEIN 2005).

Durch stetige Fortbildung, zum Beispiel der Ärzte, kann erreicht werden, dass ein Qualitätsstandard einer evidenzbasierten Medizin erreicht wird. Besonderer Handlungsbedarf besteht an die Kompetenzentwicklung im Bereich der Gerontologie. Dies gilt insbesondere für die hausärztlich tätigen ärztlichen Kollegen (ENQUETE-KOMMISSION 2002), vergleichbares gilt auch für die Kompetenz-entwicklung im Bereich der Pflege. Die Effekte der aktuellen Ausbildungsreformen in Medizin und Pflege, den steigenden Bedarf an geriatrischer/gerontologischer Expertise zu vermitteln, bleiben abzuwarten (WINTER ET AL. 2005).

Mit Bezug auf den steigenden Anteil von Migranten könnte die Etablierung ethnomedizinischer Zentren, die den spezifischen Anforderungen an kulturell geprägtes Gesundheitsverhalten gerecht werden, einen Beitrag leisten. Eine verstärkte Zulassung von ausländischen Ärzten sowie die Fort- und Weiterbildung inländischer Ärzte, Therapeuten sowie des Pflegepersonals erscheint ebenso wünschenswert.

Ebenso wird die Notwendigkeit zu epidemiologischen Studien hinsichtlich der Migrantenversorgung in europäischer Forschungskooperation zur Isolierung und Steuerung von Public Health-Interventionen als wichtig herausgestellt (ZEEB & RAZUM 2006).

4.4 Konsequenzen für Prävention und Gesundheitsförderung

Es ist unstrittig, dass Maßnahmen der Prävention und Gesundheitsförderung einen wesentlichen Beitrag zur langfristigen Gesunderhaltung sowie zur Früherkennung leisten können und dem Vorschub kostenintensiver kurativer Maßnahmen entgegenwirken könnten (ENQUETE-KOMMISSION 2002). Daher kann angenommen werden, dass eine stärkere Fokussierung in diesen Bereichen eine Bedeutung und Aufmerksamkeit in der zukünftigen Entwicklung des Gesundheitssystems erfahren wird.

Trotz der in bereits vielen Bereichen etablierten und bewährten Präventionsprogramme mangelt es in Deutschland nach Ansicht der ENQUETE-KOMMISSION DEMOGRAPHISCHER WANDEL (2002) an der Einsicht, qualitativ hochwertige und national koordinierte Programme zu schaffen. Die Entwicklung qualitativ hochwertiger Strukturen und Programme erscheint dringlich geboten, da durch sie Kosten verursachende Effekte oder Krankheiten beseitigt, verzögert oder gemildert werden können, um somit den erwarteten Zugewinn an Lebensjahren bei den älteren Gesellschaftsmitgliedern mit einer akzeptablen Lebensqualität zu versehen (GARMS-HOMOLOVA & SCHAEFFER 2003). Besonders wegen der langen Vorlaufzeit bei Präventionsprogrammen sollte schon jetzt eine Verlagerung der Prioritäten hin zur Prävention forciert werden. Als wichtigste notwendige Bestandteile seien nationale Herz- und Kreislaufprogramme, Programme zur Bewegung und Ernährung („Badenweiler Erklärung": BERTELSMANN 2008), Anti-Tabakprogramm und Krebsfrüherkennungskampagnen genannt (PFEIFER & RAFFAUF 2005).

Die Etablierung betrieblicher Gesundheitsförderung und Prävention soll hier ebenfalls angesprochen sein. Betriebliches Gesundheitsmanagement gestaltet und verbessert das Arbeitsklima, die Motivation und Zufriedenheit der Mitarbeiterschaft (RIESTER 2001) und kann beispielsweise durch eine Arbeitsplatzgestaltung, Präventionsprogramme und letztlich die Unternehmensphilosophie geschehen. Das betriebliche Gesundheitsmanagement wird für die erfolgreiche Führung eines Unternehmens ein unerlässlicher Wettbewerbsfaktor werden.

Hier besteht noch großes Entwicklungspotenzial, welches es im Rahmen des Gesundheitsmanagements zu überdenken und zu gestalten gilt.

5 Exempel: Konkrete Anforderungen an die Gesundheitsversorgung im Bereich der Pflege

Wie bereits erörtert lassen quantitative wie qualitative Weiterentwicklung vorhandener Versorgungsstrukturen einen wesentlichen Beitrag zu Effizienzsteigerung, Qualitätsgewinn und Verbesserung der Versorgungsqualität erwarten. Dies hat auch für den Sektor der „Dienstleistung Pflege" Gültigkeit. Es soll im Folgenden pointiert beleuchtet werden, welche Herausforderungen in diesem Bereich anstehen und welche konkreten Maßnahmen zu treffen sind.

Vor dem Hintergrund der demographischen Alterung mit Morbiditätssteigerung, Zunahme von Funktionseinschränkung und erhöhtem Pflegebedarf ist zukünftig ein deutlich vermehrter Bedarf an personellen Ressourcen professionellen ambulanten wie auch stationären Pflegeleistungen zukünftig zu erwarten (BIRG 2000). Ein zunehmender Bedarf an institutionalisierten Pflegeeinrichtungen erwächst dabei aus dem sprunghaften Anstieg der Anzahl an pflegebedürftigen Hochbetagten. Es wird deshalb darauf ankommen, zum einen eine ausreichende Anzahl junger Menschen für die medizinischen, pflegerischen und therapeutischen Berufe zu gewinnen (WINTER 2006). Zum anderen wird es darum gehen müssen, den Nachwuchs auch adäquat zu qualifizieren. (WINTER ET AL. 2005).

Für das höhere und höchste Alter sollten problem- und bedarfsgerechte Versorgungs- und Betreuungsmöglichkeiten mit dem Ziel der Erhaltung der Funktionalität für ein auf lange Sicht selbstständiges Leben im Alltag entwickelt werden. (GARMS-HOMOLOVA & SCHAEFFER 2003). Durch politische Maßnahmen soll der Pflegebedarf eingedämmt werden: Gesundes Altern, Unfallverhütung und Rehabilitation sollten gefördert werden (MÜLLER 2002). Es ist sicher, dass der Pflegebedürftigkeit im Alter nachweislich vorgebeugt werden kann. Internationale Erfahrungen, in erster Linie aus den skandinavischen Ländern, konnten zeigen, dass eine gezielte Pflegeprävention Heimeinweisungsraten, Krankenhausaufenthalte und letztlich auch die Sterblichkeit nachhaltig reduzieren kann.

Die größten Effekte scheinen durch gemeindenahe und zugehende Pflegeprävention (präventive Hausbesuchen) durch spezialisiertes Fachpersonal erzielbar zu sein. Eine Stärkung der präventiven Möglichkeiten der Pflege setzt die Etablierung von Anreizen voraus (SACHVERSTÄNDIGENRAT ZUR BEGUTACHTUNG DER ENTWICKLUNG IM GESUNDHEITSWESEN 2005). Bislang ist die Verzögerung von Pflegebedürftigkeit oder ihre Verbesserung durch Aktivierung aus Sicht der Leistungserbringer wirtschaftlich durchaus als kontraproduktiv zu betrachten.

Den berechtigten Forderungen einer stärkeren Steuerung des Versorgungsgeschehens steht eine in der Versorgungsrealität ausgesprochene Intransparenz in der Pflege gegenüber, dies insbesondere infolge starker Segmentierung des Systems und große Unübersichtlichkeit des Leistungsangebotes. Viel zu häufig noch führt eine mangelnde Versorgungskoordination in der Pflege zu vermeidbarer Inanspruch-nahme vergleichsweise teurer medizinischer Leistungen (GARMS-HOMOLOVÁ & SCHAEFFER 2005). Auch stehen sie effizienten präventiven Möglichkeiten der Pflege entgegen, ebenso den komplexen Bedarfen multimorbider Pflegebedürftiger.

Bezugnehmend auf mögliche Versorgungslücken ergeben sich für ambulante und stationäre Pflege sowie der Rehabilitation insbesondere Herausforderungen bei der Betreuung von Migranten. Hierauf ist dieser Berufszweig noch nicht bedarfsgerecht für die Zukunft ausgerichtet. Neben Schulungen von Pflegekräften wäre die Schaffung von Pflegeangeboten speziell für ausländische Pflegebedürftige, etwa in Form eigenständiger Einrichtungen oder durch Einheiten innerhalb etablierter Einrichtungen (ENQUETE-KOMMISSION 2002), ein geeigneter Versorgungsansatz.

Mit Spannung abzuwarten bleibt schließlich, wann es gelingt, den dringend notwendigen gesellschaftlichen Konsens darüber herzustellen, was zukünftig an pflegerischer Versorgung notwendig, wünschenswert und machbar sein wird. Infolge der demographischen Alterung kommt der medizinischen Forschung und der Sozialforschung ein hoher Stellenwert zu. Gleichwohl kommt der Versorgungs- und Pflegeforschung als junge Disziplin eine entscheidende Rolle in der fachlichen Entwicklung, Professionalisierung und Steuerung von Versorgungs- und Pflegeprozessen zu.

6 Resümee: Implikationen für die Gestaltung und Modernisierung des Gesundheitswesens

Kennzeichnend für das deutsche Gesundheitssystem ist eine umfangreiche, hochwertige und für die gesamte Bevölkerung zugängliche medizinische Versorgung sowie ein quantitativ gut ausgebautes Versorgungssystem. Der Erhalt einer bedarfsgerechten, effektiven und effizienten Gesundheitsversorgung unter zusätzlicher Berücksichtigung der sich verändernden volkswirtschaftlichen Rahmenbedingungen müssen dabei als anspruchsvolle Daueraufgaben angesehen werden. Hier ist ein multi-modales Vorgehen angezeigt, wenn Finanzierungsfragen, Veränderungen, Verbesserungen und Reformansätze des Gesundheitssystems behandelt werden sollen.

Vor dem Hintergrund der demographischen Entwicklung und seiner wesentlichen Konsequenzen für die Morbiditätsentwicklung erscheint die frühzeitige und konsequente Thematisierung zukünftiger Bedarfe und Anforderungen des Gesundheitswesens essenziell, um abgeleitete Strategien sowie nachhaltige Veränderungen und Steuerung für das Gesundheitswesen etablieren zu können. Aufgrund der demographischen Alterung ist von einer absoluten und relativen Zunahme der Bevölkerungsanteile in hohem Alter auszugehen. Einhergehend mit der zu erwartenden Verschiebung hin zu chronischen Erkrankungen, Multimorbidität und Pflegebedürftigkeit ist von einer Mehrnachfrage nach gesundheitsbezogenen Leistungen und Steigerung der Gesundheitsausgaben sowie Verschlechterung der Finanzierungsbasis auszugehen.

Rahmenbedingungen und beobachtete Trends im Gesundheits- und Sozialwesen lassen die Notwendigkeit für Reformen durch innovative Konzepte und Steuerungsaufgaben unabdingbar erscheinen. Eine grundlegende Aufgabe für jede Form des Gesundheitsmanagements wird es sein, für das Gesundheitswesen der Zukunft eine Effizienz- und Qualitätssteigerung zur bedarfsgerechten Planung, Anpassung und Umstrukturierung von Versorgungskapazitäten zu erzielen. Dies setzt die quantitative und qualitative Weiterentwicklung vorhandener Versorgungsbereiche voraus, zusätzlich auch die Bereitschaft zur Abdeckung von Versorgungslücken, wie sie etwa für die Optimierung der Versorgung von Migranten oder für die bessere Betreuung sozial benachteiligter Gruppen wünschenswert wären.

Eine verstärkte Fokussierung auf Prävention und Gesundheitsförderung scheint ein geeignetes Mittel und Chance im Umgang mit einer alternden Gesellschaft zur Vermeidung und Früherkennung chronischer Erkrankungsverläufe zu sein und zu länger gesund verbrachtem Leben mit höherer Qualität bei gleichzeitiger Kosteneffizienz beizutragen. Zur Erreichung optimierter Versorgungsstrukturen sollte die Intensivierung von Vernetzung, Koordination und Kooperation der medizinischen, sozialen, pflegerischen und hauswirtschaftlichen Dienste forciert werden. Hier sind geeignete, strukturierte Anreizfaktoren zu wählen, um nachhaltige Versorgungskonzepte hoher Effizienz und Wirtschaftlichkeit zu etablieren. Qualitätsmanagement und Qualitätssicherung sind dabei Elemente der Kontrolle des Leistungsgeschehens.

Ein weiterer Kernpunkt der Modernisierung sind Erhalt und Förderung der Professionalisierung der einzelnen Leistungsanbieter sowie Rekrutierung von

Personal, um den Versorgungsbedarf, etwa im Bereich der Pflege, langfristig aufrechterhalten zu können.

Die demographischen und gesellschaftspolitischen Rahmenbedingungen erfordern tragfähige gesundheitspolitische Entscheidungen und stellen vor dem Hintergrund globalisierter Märkte, technischem Fortschritt und zunehmendem Wettbewerb zugleich Chancen und Risiken für die Entwicklung des Gesundheitssystems dar. Die dramatischen Effekte der demographischen Alterung werden die sozialen Sicherungssysteme auf eine Belastungsprobe stellen, auf die bisher nur unvollständige Ausrichtung besteht.

Der Erhalt der Funktionstüchtigkeit der Gesundheitsversorgung macht nachhaltige Reformen und Modernisierung auf unterschiedlichen Entscheidungsebenen und in diversen Versorgungsbereichen der Gesundheitsversorgung als anspruchsvolle interdisziplinäre Aufgaben notwendig, deren Gelingen wesentlich vom gezielten Einsatz von Gesundheitsmanagement-/Case-Management-Kompetenzen abhängen wird.

7 Literaturverzeichnis

Bertelsmann, H. (2008): Einführung in die Gesundheitswissenschaften. 1. Studientext des Weiterbildenden Fernstudiums Angewandte Gesundheitswissenschaften. Bielefeld, Magdeburg.

Bevölkerungsentwicklung. In: Bundeszentrale für Politische Bildung (2004): Informationen zur politischen Bildung, Nr. 282. Bonn. S.17.

Birg, H (2000): Perspektiven der Bevölkerungsentwicklung in Deutschland und Europa – Konsequenzen für die sozialen Sicherungssysteme. [www document] URL: http://www.herwig-birg.de/downloads/dokumente/BVerfG.pdf, eingesehen am 09.11.2008

Böcken, J. / Butzlaff, M. / Esche, A. (2000): Reformen im Gesundheitswesen, Gütersloh: Verlag Bertelsmann Stiftung.

Boetius, J. / Wiesemann, H. (1998): Die Finanzierungsgrundlagen in der Krankenversicherung, Köln.

Brand, H. (2005): Demografischer Wandel und Politikberatung im Gesundheitswesen. [www document] URL: http://www.ibg-uni-bielefeld.de/downloads/praesentation/11brand.pdf, eingesehen am 09.11.2008.

Breyer, F. / Zweifel, P. / Kifmann, M. (2005): Gesundheitsökonomie, 5. überarbeitete Auflage, Berlin.

Bruker, M.O. (1994): Unsere Nahrung unser Schicksal. 26. Auflage. Lahnstein.

Buck, H. / Kistler, E / Mendiu, H. G. (2002): Demographischer Wandel in der Arbeitswelt – Chancen für eine innovative Arbeitsgestaltung. Stuttgart.

Bundesministerium des Inneren (2004): Der demographische Wandel in Deutschland – ein Überblick. [www document] URL: http://www.bmi.bund.de/cln_012/nn_121560/Internet/Navigation/DE/ Themen/Bevoelkerungsentwicklung/bevoelkerungsentwicklung__node.html__nnn= true, eingesehen am 09.11.2008.

Bundesministeriums für Familie, Senioren, Frauen und Jugend (1993): Erster Altenbericht der Bundesregierung. Bonn.

Bundeszentrale für Politische Bildung (2008): Demografischer Wandel. [www document] URL: http://www.bpb.de/themen/WZDR7I.html?guid=AAA269&lt=AAA397, eingesehen am 11.11.2008

Deutscher Bundestag (2002): Enquête-Kommission Demographischer Wandel: Herausforderungen unserer älter werdenden Gesellschaft an den Einzelnen und die Politik, Zur Sache 3, Berlin.

Dinkel, R. H. (1989): Demographie. Band 1: Bevölkerungsdynamik. München.

Enquete-Kommission (2002): Schlussbericht der Enquete-Kommission „Demographischer Wandel" – Herausforderung unserer älter werdenden Gesellschaft an den einzelnen und die Politik. Berlin: Deutscher Bundestag. [www document] URL: http://dip21.bundestag.de/dip21/btd/14/088/1408800.pdf, eingesehen am 10.11.2008

Fetzer, S. / Raffelhüschen, B. (2005): Zur Wiederbelebung des Generationenvertrags in der gesetzlichen Krankenversicherung – Die Freiburger Agenda. In: Perspektiven der Wirtschaftspolitik. Bd. 6. Nr. 2. S. 255-274.

Förderland (2006): Der demographische Wandel. [www document] URL: http://www.foerderland.de/1066.0.html, eingesehen am 09.11.2008

Fries, J. F. (2000): Compression of morbidity in the elderly. In: Vaccine 16, S. 1584-1589.

Garms-Homolová, V. / Schaeffer, D. (2003): Einzelne Bevölkerungsgruppen: Ältere und Alte. In: Schwartz, F.W. / Badura, B. / Busse, R. / Leidl, R. / Raspe, H. / Siegrist, J. / Walter, U. (2003): Public Health. Gesundheit und Gesundheitswesen. München: Urban und Fischer. S. 675–686.

Gerber, U.V. / Stünzner, W. (1999). Entstehung, Entwicklung und Aufgaben der Gesundheitswissenschaften. In: Hurrelmann, K. Gesundheitswissenschaften. Berlin: Springer. S. 9-64.

Gerlinger, T. (2008): Das Gesundheitssystem im Umbruch, 7. Studientext des Weiterbildenden Fernstudiums Angewandte Gesundheitswissenschaften. Bielefeld, Magdeburg.

Gesundheitsberichterstattung des Bundes (2006): Gesundheit in Deutschland. Berlin: Robert-Koch-Institut.

Gochmann, D.S. (1988): Health. Emerging research perspectives. New York: Plenum.

Grohmann, H. (2003): Die Alterung unserer Gesellschaft. In: Zeitschrift für Bevölkerungswissenschaft 28, 2-4, S. 443-462.

Güther, B. (1998): Morbidität und Krankheitskosten von Alten. In: Gesundheitswesen Band 60. Stuttgart, New York. S. 39-46.

Gutzwiller, F. / Jeanneret, O. (1997): Sozial- und Präventivmedizin, Public Health. Berlin: Hans Huber.

Haisch, J. / Zeitler, H.P. (1991): Gesundheitspsychologie. Heidelberg: Asanger.

Häussler, B. / Albrecht, M. (2005): Konsequenzen des demographischen Wandels für die Finanzierung der Gesundheitsausgaben, 3. Kongress zum Fortschritt im Gesundheitswesen von morgen. [www document] URL: http://www.iges.de/e1281/e2696/e2713/e3044/programitem 3081/Haeussler_ger.pdf, eingesehen am 11.11.2008.

Henke (2005): Funding Health Care under Demographic Pressure. In: Symposium der Ruhr Graduate School in Economics. Confronting Demographic Change: Economic Impacts and Policy Challenges.

Hof, B. (2001): Auswirkungen und Konsequenzen der demographischen Entwicklung für die gesetzliche Kranken- und Pflegeversicherung. Köln.

Hurrelmann, K. (1999): Die Arbeitsschwerpunkte der Gesundheitswissenschaften, In: Hurrelmann, K.: Gesundheitswissenschaften/Gesundheitsmanagement 1999. Berlin/Heidelberg: Springer. S. 1-8.

Kane, R.C. (1988): Beyond Caring: the challenge to Geriatrics. In: Journal of American Geriatrics Society 36(5). S. 467-472.

Kessler, M. (2006): Zu viele Menschen, zu wenige oder die falschen: Die Welt im demographischen Umbruch, In: Süddeutsche Zeitung vom 04.05.2006. S. 18-19.

Klever-Deichert, G. / Gerber, A. / Stock, S. / Lüngen, M. (2006): Das Deutsche Gesundheitswesen: Zahlen und rechtlicher Rahmen. In: Lauterbach, K.W. / Stock, S. / Brunner, H.: Gesundheitsökonomie. Lehrbuch für Mediziner und andere Gesundheitsberufe. Bern: Verlag Hans Huber. S. 71-98.

Kommission der europäischen Gemeinschaften (1999): Ein Europa für alle Altersgruppen - Wohlstand und Solidarität zwischen den Generationen. [www document] URL: http://ec.europa.eu/employment_social/social_situation/docs/com221_de.pdf, eingesehen am 09.11.2008

Kruse (2003). Demographischer Wandel Gesundheit im Alter kostet. Deutsches Ärzteblatt. Heft 5. S. 965

Marmot, M. / Wilkinson, R. (1999): Social Determinants of Health. Oxford: Oxford University Press.

Merck Pharma GmbH (2007). Zukünftige Herausforderungen an das Gesundheitswesen. Darmstadt. [www document] URL:http://www.medizinpartner.de/gesundheitspolitik/gesundheitssystem/herausforderung.htm, eingesehen am 09.11.2008.

Mielck A. (2000): Soziale Ungleichheit und Gesundheit. Bern: Huber.

Miltner, W. / Birbaumer, N. / Gerber, W.D. (1986): Verhaltensmedizin. Berlin: Springer.

Müller, V. (2002): Sozialpolitik für alte Menschen im europäischen Vergleich. [www document] URL: http://www.altenheimseelsorge.com/TXT/Sozialpolitik.html, eingesehen am 09.11.2008

Münz, R. / Seifert, W. / Ulrich, R.E. (1999): Zuwanderung nach Deutschland – Strukturen, Wirkungen, Perspektiven. Frankfurt/Main, New York: Campus.

Naidoo, J. / Wills, J. (2003): Lehrbuch der Gesundheitsförderung. Gamburg: Verlag für Gesundheitsförderung.

Nocera, S. (1996): Alterung und Gesundheit. In: Zweifel, P. / Felder, S.: Eine ökonomische Analyse des Alterungsprozesses. Bern. S. 61-99.

Oberender, P. / Fleckenstein, J. (2005): Eine Branche mit Zukunft. Spektrum 1/05. S. 22-23.

Pfeifer, D. / Raffauf, P. (2005): Die älter werdende Gesellschaft und die Zukunft der GKV. In: Die Ersatzkassen 07/2005. S. 282-289

Pimpertz, J. (2005): Soziale Sicherung, In: Institut der deutschen Wirtschaft Köln: Perspektive 2050. Ökonomik des demographischen Wandels. 2. aktualisierte Auflage, Kevelaer, S. 239-264.

Razum, O. / Geiger, I. / Zeeb, H. / Ronellenfitsch, U. (2004): Gesundheitsversorgung von Migranten. Deutsches Ärzteblatt 43, 2882-2887.

Riester, W. (2001): Epilog. In: Bertelsmann Stiftung, Hans-Böckler Stiftung (Hrsg.) Erfolgreich durch Gesundheitsmanagement. Gütersloh: Verlag Bertelsmann Stiftung. S. 323-325.

Robert Koch-Institut (2005): Gesundheitsberichterstattung des Bundes: Gesundheit im Alter. Heft 10. Berlin.

Robert Koch-Institut. Bundes-Gesundheitssurvey 1998.

Rosenbrock, R. (1998): Gesundheitspolitik. In: Hurrelmann, K. / Laaser, U.: Handbuch Gesundheitswissenschaften. Weinheim: Juventa. S 707-752.

Rosenbrock, R. / Gerlinger, T. (2004): Gesundheitspolitik. Bern: Huber. Sachverständigenrat zur Begutachtung der Entwicklung im Gesundheitswesen (2006): Gutachten 2005. Koordination und Qualität im Gesundheitswesen. Stuttgart.

Sachverständigenrat für die Konzertierte Aktion im Gesundheitswesen (2000/2001): Bedarfsgerechtigkeit und Wirtschaftlichkeit. Gutachten. Bonn.

Sachverständigenrat zur Begutachtung der Entwicklung im Gesundheitswesen (2005): Koordination und Qualität im Gesundheitswesen. Gutachten. Bonn.

Schulenberg, J.-M. / Greiner, W. (2000): Gesundheitsökonomik. Tübingen: Mohr Siebeck.

Schwartz, F. / Busse, R. (1995): Morbidität, Demographie und technischer Fortschritt als Determinanten künftiger Entwicklungen im Gesundheitswesen. In: Die BKK. Ausgabe 02/1995, S. 80-85.

Schulz, E. (1999): Zur langfristigen Bevölkerungsentwicklung in Deutschland - Modellrechnungen bis 2050. In: Wochenbericht des DIW 42/99, S. 745-757.

Schulz, E. / König, H.-H. / Leid, R. (2000): Auswirkungen der demographischen Alterung auf den Versorgungsbedarf im Krankenhausbereich – Modellrechnung bis zum Jahre 2050. In: Wochenbericht des DIW Berlin 44/00. [www document] URL: http://www.diw.de/deutsch/produkte/publikationen/wochenberichte/docs/00-44-1.html, eingesehen am 09.11.2008.

Schwing, C. (2005): Möglich, dass sich die Lebenserwartung wieder verkürzt. In: Krankenhaus Umschau 4, S. 300-301.

Statistische Ämter des Bundes und der Länder (2007): Demografischer Wandel in Deutschland. Heft 1. S. 8.

Statistisches Bundesamt (2006): Bevölkerung Deutschlands bis 2050, 11. koordinierte Bevölkerungsvorausberechnung, Wiesbaden.

United Nations (2002): World Population Ageing: 1950-2050. [www document] URL: http://www.un.org/esa/population/publications/worldageing19502050/, eingesehen am 09.11.2008

Ulrich, R.E. (2008): Demografie, Alterung und Gesundheit . Vorlesung am 31.5.2008 im Rahmen des Fernstudienganges Angewandte Gesundheitswissenschaften. Universität Bielefeld.

von Weizäcker, R. K. (1996): Distributive implications of an aging society. In: European Economic Review 40. S. 729-746.

Waller, U. (2000): Sozialmedizin. Stuttgart: Kohlhammer.

Verbrugge, L.M. (1984): Longer Life but Worsening Health? In: The Milbank Quarterly 62. S. 474-519.

Wasem, J. / Buchner, F. (2008). Gesundheitsökonomie und Gesundheitspolitik.
5. Studientext des Weiterbildenden Fernstudiums Angewandte Gesundheitswissenschaften.
Bielefeld, Magdeburg.

Wille, E. (2001): Basis- und Zusatzversorgung in der gesetzlichen Krankenversicherung.
Arbeitsbericht. Mannheim.

Winter, M. H.-J. (2006). Demografischer Wandel und pflegerische Versorgung im Alter:
Zentrale Ressourcen und Herausforderungen. In: Deutsches Ärzteblatt online [www
document] URL: http://www.aerzteblatt.de/aufsaetze/0602, eingesehen am 11.11.2008.

Winter, M.H.-J. / Kuhlmey, A. / Maaz, A. / Nordheim, J. / Hofmann, W. (2005):
Gesundheitliche Versorgung bei chronischer Krankheit im Alter. In: Badura, B. /
Iseringhausen, O.: Wege aus der Krise der Versorgungsorganisation. Beiträge der
Versorgungsforschung. Bern: Hans Huber. S. 71–81.

World Health Statistics 2007. Health status: mortality. [www document]
URL: http://www.who.int/whosis/whostat2007_1mortality.pdf, eingesehen am 09.11.2008.

Zweifel, P. / Felder, S. / Meier, M. (1999): Ageing of Population and Health Care
Expenditure – A Red Herring? In: Health Economics. No. 8. S. 485-496.

Zeeb, H. / Razum, O. (2006): Epidemiologische Studien in der Migrationsforschung. In:
Bundesgesundheitsblatt 2006 (49). S. 845-852.

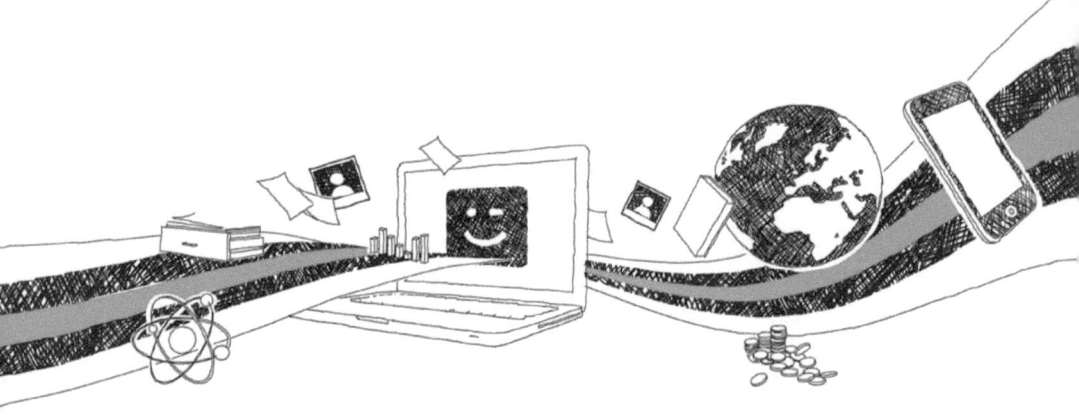
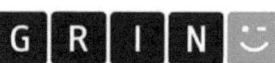